ANNÉE PRÉPARATOIRE DE MÉDECINE

Travaux pratiques de Zoologie

PORTEFEUILLE DES ÉLÈVES

Préparations zootomiques élémentaires des animaux les plus usuels, photographiées d'après nature,

PAR

Pierre BERNARD

DOCTEUR EN MÉDECINE, LICENCIÉ ÈS-SCIENCES,
PROFESSEUR SUPPLÉANT A LA FACULTÉ LIBRE DE MÉDECINE DE LILLE.

VINGT PLANCHES PHOTOTYPIQUES

PARIS
Alex. COCCOZ, Libraire
11, rue de l'Ancienne-Comédie, 11

1895

AVANT-PROPOS

Les travaux pratiques, obligatoires depuis douze ans pour les étudiants en médecine de première année, étaient privés de toute sanction ; aussi les directeurs de laboratoires savent-ils combien peu d'élèves les suivaient avec intérêt et véritable profit.

Aujourd'hui, le programme nouveau du certificat d'études physiques, chimiques et naturelles, maintenant les manipulations et en augmentant sensiblement l'importance, les soumet au contrôle d'une épreuve à l'examen.

Est-ce un bien et cette innovation forcera-t-elle les jeunes médecins à prendre plus de goût à l'étude des sciences accessoires ? Il ne m'appartient pas de discuter la question. Je me borne seulement à relever, sans commentaires, cette remarque maintes fois formulée par des autorités du monde médical que bon nombre de célèbres cliniciens, membres de l'Académie et de toutes les sociétés savantes, seraient fort embarrassés s'ils devaient répondre aux questions posées à leurs futurs confrères sur la polarisation de la lumière, la théorie des amides, les caractères taxonomiques de telle ou telle famille végétale ou la structure anatomique intime d'une sangsue et d'un escargot.

La répugnance des élèves à l'égard des travaux pratiques provient, outre l'idée préconçue de leur inutilité pour l'avenir, du découragement qui les saisit quand on leur met en main un scalpel, un microscope et des réactifs. Au collége, d'où ils sortent, ils ont rarement vu et jamais touché ces objets : aussi faut-il de la part du chef des travaux une dose bien rare de patience pour les initier à leur maniement, leur tenir pour ainsi dire la main et répéter mille fois, sans se lasser, les mêmes observations.

En ce qui concerne les exercices de zootomie, la difficulté se complique encore de la peine qu'éprouvent les débutants à retrouver dans l'amas de viscères entremêlés qu'ils mettent à nu, l'aspect si clair et si précis des figures schématisées de leurs ouvrages. Continuellement ils font appel au surveillant et les questions « Qu'est-ce que ceci ? Qu'est-ce que cela ? » partent sans interruption de tous les coins de la salle.

Fort découragé, je l'avoue, par une expérience à peu près stérile de neuf années, j'ai essayé, en 1893-1894, une nouvelle méthode dont j'ai tout lieu d'être satisfait. Avant chaque séance je distribue aux étudiants une planche photographique, prise sur nature, de la préparation qu'ils ont à faire et je les engage à la considérer comme un modèle qu'ils doivent chercher à imiter le mieux possible.

Grâce à ce moyen, j'ai obtenu l'hiver dernier, de mes quatre-vingt-dix élèves, une moyenne de bonnes préparations, supérieure de beaucoup à celle des années précédentes.

Sans doute, pour un naturaliste exercé, habitué à interpréter des schémas, la photographie n'a pas grande valeur : mais au débutant, elle a l'énorme avantage de montrer brutalement les choses telles qu'elles sont en réalité et elle lui permet ensuite, par un examen comparé, de mieux comprendre la signification de gravures plus ou moins idéalisées.

Le programme actuel des manipulations de zoologie est des plus sommaire. Il se borne aux limites étroites et peu compromettantes d'une seule ligne : « *Dissections, déterminations. Les travaux pratiques sont coordonnés à l'enseignement.* »

Une pratique déjà longue m'a amplement démontré que c'est pure utopie de demander aux étudiants en médecine ce que l'on exige des candidats à la licence ès-sciences naturelles. Tout ce que l'on en peut obtenir, c'est un examen plus ou moins attentif de préparations microscopiques toutes faites et la dissection macroscopique, assez grossière des principaux organes de quelques types communs. Inutile de songer à leur faire pratiquer des colorations, des coupes et des injections, ce serait peine et temps absolument perdus.

Les planches que voici ont été exécutées dans cet ordre d'idées : puissent-elles rendre à d'autres les services qu'elles m'ont rendus, c'est mon unique ambition.

QUELQUES CONSEILS

I. — Avant d'entreprendre l'étude pratique d'un animal, revoir soigneusement dans les notes de cours et les traités classiques tous les détails de son organisation. Sans cette préparation, la dissection n'aurait aucune utilité.

II. — Travailler lentement. Ne jamais donner un coup de scalpel au hasard, sans un but bien déterminé.

III. — Travailler proprement. Laver fréquemment la préparation sous le robinet, isoler avec soin tous les organes en les débarrassant le plus possible des tissus conjonctif et graisseux qui les englobent et les masquent. La préparation terminée doit se montrer assez nette pour être reproduite sans peine par le dessin.

IV. — Prendre dès le début l'habitude du dessin. Point n'est besoin pour cela d'être né artiste. Aidée d'un peu de soin et d'attention, la main la plus inexpérimentée peut, en quelques traits, tracer une image exacte des choses vues. C'est le seul moyen d'en graver le souvenir dans la mémoire.

V. — Le nombre des séances communes étant nécessairement limité, les élèves feront sagement de recommencer en particulier, une ou plusieurs fois, chacune des dissections faites au laboratoire.

VI. — Les invertébrés et les petits vertébrés se dissèquent sous l'eau, pour la raison que leurs organes, délicats et mous, s'affaissent les uns sur les autres et s'agglutinent entre eux quand on les observe à l'air libre. Aussi est-il indispensable de les tenir en suspension dans un milieu beaucoup plus dense, qui facilite leur séparation et leur étalement.

VII. — L'outillage du zootomiste comprendra donc tout d'abord une ou plusieurs cuvettes de profondeur modérée et des planchettes de liége qu'il maintiendra au fond des cuvettes par de petits lingots de plomb. Avec quelques épingles il fixera l'animal sur le liége et introduira dans le récipient une quantité d'eau suffisante pour couvrir la préparation, sans former épaisseur au-dessus d'elle.

VIII. — Le commençant se gardera d'acheter une trousse à dissection toute garnie : la composition des modèles courants du commerce ne lui convient en rien. Il peut se contenter d'un scalpel fin, bien effilé, de deux pinces fines et d'une paire de ciseaux fins. Dans quelques cas spéciaux, pour briser la coquille de l'escargot, par exemple, et sectionner la carapace de l'écrevisse et les os des vertébrés, des pinces et des ciseaux plus solides sont nécessaires. Je prête ces instruments à mes élèves quand ils en ont besoin.

ASTERIAS RUBENS — Etoile de mer.

Embranchement des Échinodermes. — Classe des Stellérides.
Ordre des Astérides.

Espèce très abondante sur les côtes de la mer du Nord et de la Manche.

DISSECTION. — Etudier les formes extérieures de l'astérie, la disposition et la forme des ambulacres encore mobiles sur les sujets expédiés au loin quand l'emballage a été soigné, la distribution des baguettes armées de pédicellaires, la position de la plaque madréporique.

Par une incision médiane, fendre les téguments de la face dorsale sur chacun des cinq rayons et les écarter. Détacher par une incision circulaire les téguments dorsaux du disque central, en ménageant la plaque madréporique. Le tube digestif et les organes reproducteurs apparaissent nettement sans autre préparation. Après les avoir étudiés, on les détachera pour voir l'appareil aquifère sous-jacent.

LÉGENDE

Fig. I. $\left(\frac{2}{3}\right)$

1. 2. 3. 4. 5. Les 5 bras ou rayons.
1. 2. 5. Trois rayons où les organes digestifs et reproducteurs sont conservés.
4. Rayon dans lequel les cæcums gastriques sont supprimés.
3. Rayon où tous les viscères ont été supprimés pour montrer les vésicules ambulacraires et l'une des pochées gastriques.

V. Vésicules ambulacraires.
E. Une des 5 poches gastriques.
R. Cæcum rectal arborescent surmontant la rosette stomacale dans laquelle débouchent les diverticules hépatiques des rayons.
C. Diverticules hépatiques, bifurqués dans chacun des rayons.
G. Glandes génitales.

Fig. II. $\left(\frac{1}{1}\right)$

Tous les viscères ont été détachés.

B Membrane péribuccale percée au centre par la bouche et entourée des vésicules de Poli.
M Plaque madréporique d'où part le canal pierreux aboutissant à l'anneau ambulacraire péribuccal.
C. L'une des 5 cloisons interradiaires, de chaque côté desquelles se groupent les glandes génitales.
P. Pièces calcaires médio-ventrales articulées.
V. Vésicules ambulacraires sur trangs de chaque côté des plaques précédentes.

Fig. III. $\left(\frac{25}{1}\right)$

Une baguette péribuccale armée de pédicellaires.

D' BERNARD. — *Portefeuille des Étoiles.*

Phototypie Royer-Nancy.

ANODONTA CYGNEA — L'anodonte ($\frac{1}{1}$)

*Embranchement des Mollusques. — Classe des Lamellibranches.
Ordre des Asiphonées.*

Plusieurs espèces d'anodontes (A. cygnea, anatina, cellensis) sont communes dans les étangs et les fossés, où elles vivent en partie enfoncées dans la vase. Leur organisation est identique et permet d'étudier indifféremment l'un ou l'autre des types sus-nommés.

DISSECTION. — Écarter de force les valves de la coquille et les maintenir entr'ouvertes par un petit coin de bois. Détacher avec précaution, sur une étendue de quelques centimètres, les adhérences d'un des lobes du manteau aux bords de la valve correspondante dans la région moyenne et postérieure.

— Par la fente ainsi produite, introduire le manche aplati d'un scalpel et l'enfoncer en rasant la face profonde de la coquille jusqu'au muscle adducteur postérieur, dont on détache les insertions par une pression modérée. Les valves s'ouvrent alors largement : pour les séparer complètement, il ne reste plus qu'à détacher les insertions du muscle adducteur antérieur. Pour la plupart des préparations, il est utile de supprimer la seconde valve en isolant complètement le mollusque de sa coquille.

Étudier d'abord sa conformation générale par la face ventrale et dorsale : sur celle-ci, le péricarde très transparent laisse apercevoir les mouvements de systole et de diastole du cœur, pendant un temps plus ou moins long après la séparation de la coquille.

Procéder à la dissection du tube digestif et des organes génitaux ; à celle du système nerveux, très délicate, nous l'avouons, et dont il est impossible d'obtenir une vue d'ensemble susceptible d'être reproduite par la photographie. — Les orifices des organes de Bojanus et des glandes sexuelles, situés dans la rainure qui sépare le pied de la branchie interne, sont presque toujours impossibles à découvrir sans injection. On les met beaucoup plus facilement en évidence chez d'autres lamellibranches, la moule commune (mytilus edulis), par exemple.

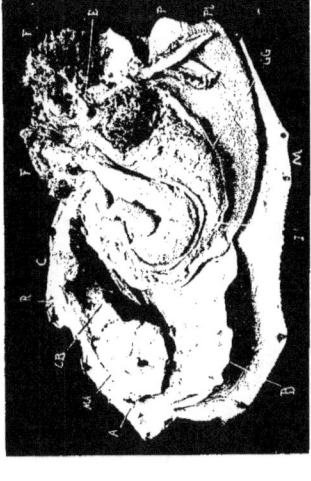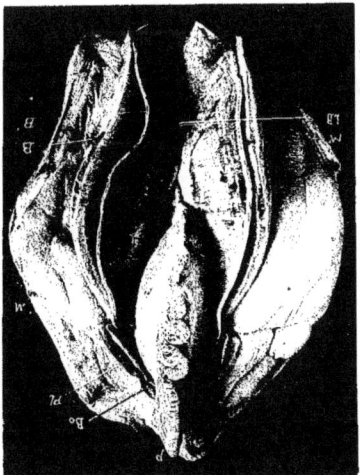

LÉGENDE

En bas

Anodonte couchée sur le dos. Vue d'ensemble.

- **P.** Extrémité antérieure du pied.
- **Bo.** Bouche.
- **PL.** Palpes labiaux.
- **M.** Lobe gauche du manteau.
- **M'.** Lobe droit.
- **B.** Branchie externe gauche.
- **B'.** Branchie interne gauche.
- **L.B.** Ligne de soudure des branchies droites et gauches en arrière de la base du pied.

En haut

Anodonte couchée sur le flanc gauche. — Le manteau et les branchies du côté droit ont été réséqués.

- **P.** Extrémité antérieure du pied.
- **M.** Lobe gauche du manteau.
- **B.** Extrémité postérieure des branchies gauches.
- **PL.** Palpes labiaux droits naissant du bord de la bouche, limités en bas par le pied P ; et en haut par le muscle adducteur antérieur, figuré en blanc, mais non relevé à la légende.
- **E.** Estomac.
- **F.** Foie.
- **I.** Intestin décrivant des circonvolutions dans la glande génitale.
- **GG.** Glande génitale.
- **C.** Ventricule du cœur.
- **R.** Rectum, à sa sortie du ventricule et s'appliquant sur la face dorsale du muscle adducteur postérieur des valves.
- **MA.** Muscle adducteur postérieur des valves.
- **A.** Anus.
- **CB.** Organe de Bojanus.

Phototypie Boyer-Nancy.

Dr BERMANN. — *Portefeuille des Élèves.*

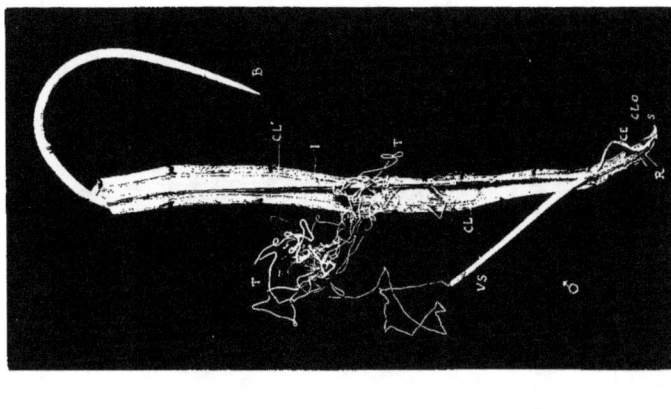

Phototypie Royer-Nancy.

Dr Bernaud. — *Portefeuille des Élèves.*

ASCARIS LUMBRICOÏDES — L'ascaride lombricoïde ($\frac{1}{1}$)

Embranchement des Vers. — Classe des Helminthes.
Ordre des Nématodes.

Pour la dissection, se reporter aux indications qui accompagnent la planche relative à l'anatomie de la femelle.

Sur la figure ci-contre, l'extrémité postérieure du corps est couchée sur le côté.

LÉGENDE (Ascaride mâle)

- **B.** Bouche.
- **CL.** Champ latéral gauche.
- **CL'.** Champ latéral droit.
- **I.** Canal intestinal.
- **R.** Rectum.
- **CLO** Cloaque.
- **T.** Tube testiculaire enlaçant l'intestin.
- **VS.** Vésicule séminale.
- **CE.** Canal éjaculateur.
- **S.** Spicules.

HELIX POMATIA. — L'escargot $\left(\frac{1}{1}\right)$

*Embranchement des Mollusques. — Classe des Gastéropodes.
Ordre des Pulmonés.*

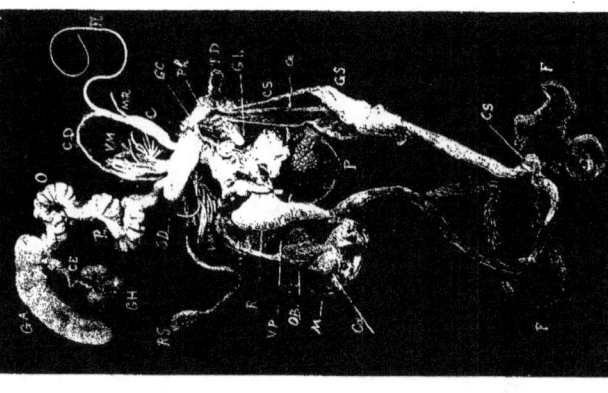

Phototypie Royer-Nancy.

Dr Benxhan. — *Portefeuille des Élèves*

Se trouve chez les marchands de comestibles.

Pour tuer le mollusque, enlever l'épiphragme calcaire et la membrane parcheminée qui obturent, en hiver, l'orifice de la coquille et le noyer dans un flacon bien bouché, exactement rempli d'eau récemment bouillie. Deux ou trois jours sont nécessaires pour amener la mort.

On sépare l'escargot de la coquille en brisant avec précaution celle-ci par petits fragments à l'aide de fortes pinces à dissection ; on part de l'orifice et on continue jusqu'au point d'insertion du muscle columellaire que l'on détache.

DISSECTION. — Fixer l'animal sur le pied et inciser le manteau en introduisant le scalpel ou une branche des ciseaux dans le pneumostome (à droite). Conduire obliquement l'incision vers la gauche, de façon à ménager le cœur, l'organe de Bojanus et le rectum, fixés tous trois à la voûte de la cavité palléale ; rejeter latéralement le lambeau ainsi isolé. — Détacher le bord antérieur du manteau (collier), épais et transversal, puis, en partant de la tête, inciser longitudinalement les téguments dorsaux : sur le foie ils sont très délicats et se laissent sans peine dilacérer avec les pinces. Sculpter la glande hermaphrodite enchâssée dans le dernier lobe du foie (tortillon) pour la séparer de cet organe. Agir de même pour les circonvolutions intestinales comprises dans la glande digestive. — La préparation terminée, ouvrir latéralement le pharynx pour voir la mâchoire et la langue, puis le sac du dard pour découvrir le stylet qu'il renferme.

LÉGENDE

- **P.** Pied dorsale du pied (extrémité postérieure).
- **M.** Manteau rejeté sur le côté.
- **Cœ.** Cœur.
- **OB.** Organe de Bojanus.
- **VP.** Vaisseaux pulmonaires.
- **R.** Rectum.
- **GC.** Ganglion cérébroïde.
- **TD.** Tentacule.
- **Ph.** Bulbe pharyngien reposant sur le ganglion viscéro-pédieux.
- **GL.** Gaine de la langue.
- **Œ.** Œsophage.
- **GS.** Glandes salivaires appliquées sur le tube digestif.
- **CS.** Leurs canaux excréteurs aboutissant au pharynx.
- **F.** Les lobes du foie dont les canaux débouchent au niveau d'un cœcum CS.
- **GH.** Glande hermaphrodite.
- **CE.** Son canal efférent.
- **GA.** Glande de l'albumine.
- **O.** Oviducte.
- **Pr.** Prostate.
- **SD.** Sac du dard.
- **RS.** Réceptacle séminal.
- **VM.** Vésicules multifides.
- **C.** Pénis.
- **MR.** Son muscle rétracteur.
- **CD.** Canal déférent.
- **Fl.** Flagellum.

NOTA. — Par suite d'une erreur dans la confection du cliché photographique, il y a inversion dans le sens de cette figure. Les organes reproducteurs et le manteau doivent être rejetés sur la droite et non sur la gauche.

ASCARIS LUMBRICOÏDES — L'ascaride lombricoïde ($\frac{1}{1}$)

Embranchement des Vers. — *Classe des Helminthes.*
Ordre des Nématodes.

Parasite de l'intestin grêle de l'homme, se trouve facilement dans les hôpitaux. La variété (?) parasite du porc, identique en organisation, se trouve plus communément encore dans les abattoirs et permet d'étudier des sujets absolument frais.

Les mâles se distinguent extérieurement des femelles à leurs dimensions moindres et à l'enroulement en crosse de l'extrémité caudale.

DISSECTION. — Pour mettre le ver en position, chercher l'anus, fente transversale, située sur la face ventrale à deux millimètres environ de l'extrémité postérieure. Les deux champs latéraux, bien visibles par transparence, aideront à trouver la ligne dorsale, moins marquée et située à égale distance de l'une et de l'autre. Inciser le long de la ligne dorsale, n'entamant avec le scalpel que la cuticule et dilacérant ensuite avec deux pinces les couches tégumentaires sous-jacentes. Commencer par le milieu du corps et écarter au fur et à mesure les lèvres de l'incision que l'on maintient sur le liège avec des épingles. Étaler avec précaution les organes génitaux en évitant de les rompre.

LÉGENDE (Ascaride femelle)

- **B.** Bouche.
- **Œ.** Œsophage ou pharynx.
- **I.** Tube intestinal.
- **A.** Fente anale.
- **CL.** Champ latéral gauche, vu par la face interne.
- **CL".** Le même, vu par la face externe.
- **CL'.** Champ latéral droit, vu par la face interne.
- **LV.** Ligne médio-ventrale.
- **O.** Les deux tubes ovariens enlaçant le canal intestinal.
- **O'.** Points où chacun se continue avec l'utérus correspondant.
- **U.** Utérus gauche.
- **U'.** Utérus droit.
- **V.** Vagin s'ouvrant sur la face ventrale du ver.

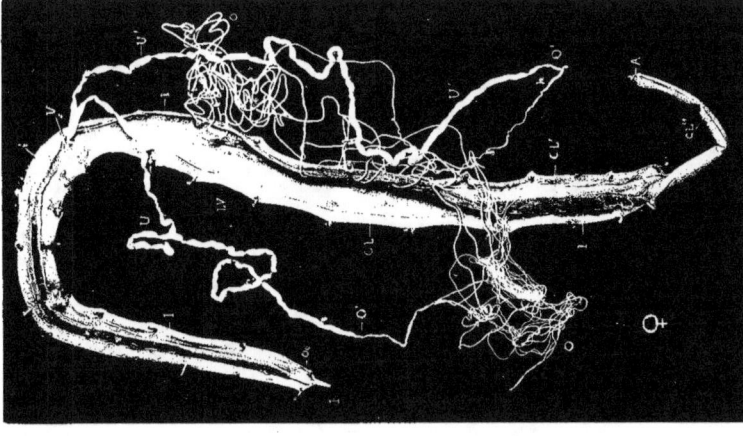

Phototypie Roger-Nancy.

Dr BEUKARD. — *Portefeuille des Élèves*

RANA TEMPORARIA — La grenouille rousse ($\frac{1}{1}$)

Embranchement des Vertébrés. — *Classe des Batraciens.*
Ordre des Anoures.

Pour la dissection, se reporter aux indications qui accompagnent la planche relative à l'anatomie de la femelle.

On étudiera d'abord les organes *in situ*, puis on pourra les isoler comme ils le sont sur la figure ci-contre.

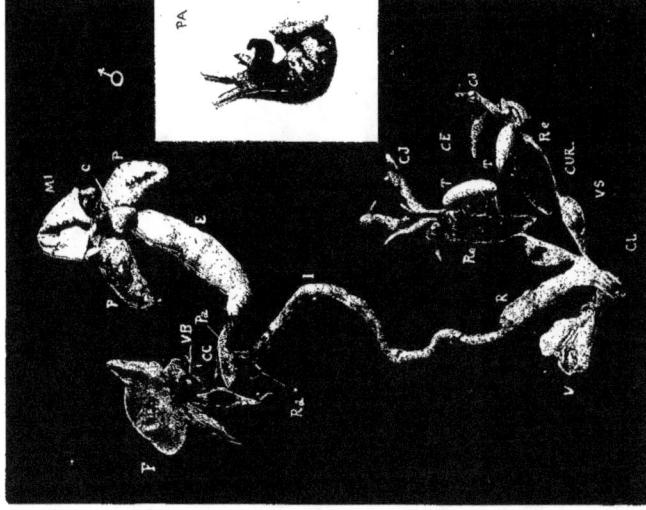

LÉGENDE (Grenouille mâle)

- **MI.** Menton.
- **P.** Poumons.
- **C.** Cœur.
- **E.** Estomac.
- **F.** Foie.
- **VB.** Vésicule biliaire.
- **CC.** Canal cholédoque.
- **Pa.** Pancréas.
- **Ra.** Rate.
- **I.** Intestin grêle.
- **R.** Rectum.
- **CL.** Cloaque, couché sur le côté.
- **V.** Vessie s'ouvrant sur sa face ventrale.
- **Re.** Reins.
- **CJ.** Corps jaunes.
- **T.** Testicules.
- **CE.** Leurs canaux efférents.
- **CUR.** Canaux uro-génitaux s'ouvrant sur la face dorsale du cloaque.
- **VS.** Vésicules séminales.
- **PA.** Membre thoracique du mâle.

Photoipie Royer-Nancy.

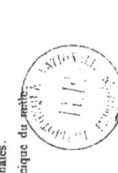

Dr BERNARD. — *Portefeuille des Élèves.*

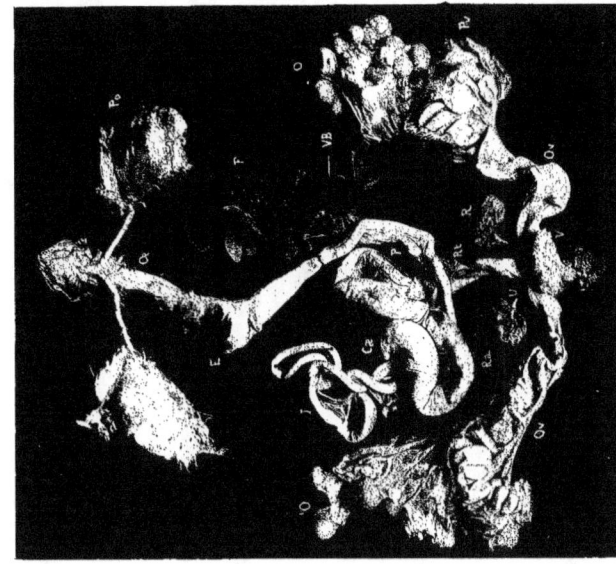

Phototypie Royer-Nancy.

Dr BERNARD. — *Portefeuille des Élèves.*

TESTUDO GRÆCA — La tortue grecque ($\frac{1}{2}$)

Embranchement des Vertébrés. — Classe des Reptiles
Ordre des Chéloniens.

La tortue grecque fait, en France, l'objet d'un commerce important. C'est le seul type de reptile qu'il soit aisé de se procurer, à un prix raisonnable, par quantité et à date fixe.

Tuer l'animal en le noyant dans un bocal plein d'eau additionnée d'un peu de chloroforme : il est prudent de s'y prendre deux jours à l'avance.

Par deux traits de scie, séparer le plastron de la carapace ; détacher les insertions musculaires du plastron ; ouvrir largement, en sectionnant les os avec le sécateur, les ceintures scapulaire et pelvienne ; inciser le péricarde et le péritoine et prendre une vue d'ensemble des viscères *in situ*.

Isoler ensuite le cœur, le tube digestif, les organes génito-urinaires et les étaler dans une cuvette. Les poumons, extraordinairement développés, restent souis alors adhérents à la voûte de la carapace dont il est difficile de les détacher sans les déchirer.

LÉGENDE (Tortue femelle).

Œ. Œsophage.
E. Estomac.
I. Intestin grêle.
Cæ. Cæcum.
RT. Rectum.
F. Foie.
VB. Vésicule biliaire.
P. Pancréas.
Ra. Rate.

Po. Poumons.
R. Reins.
U. Uretères.
V. Vessie.
O. Ovaires.
OV. Oviductes.
PV. Pavillon.

TESTUDO GRÆCA — La tortue grecque.

Embranchement des Vertébrés. — Classe des Reptiles.
Ordre des Chéloniens.

Pour la dissection et l'étude de l'ensemble de l'organisation, se reporter à la planche précédente.

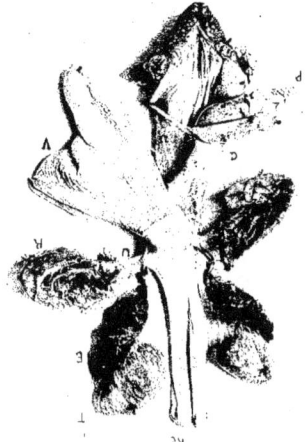

LÉGENDE

Fig. 1 $\left(\frac{1}{2}\right)$
Appareil respiratoire.

La mâchoire inférieure a été désarticulée et rabattue en arrière.
- **L.** Langue.
- **G.** Glotte.
- **T.** Orifices des trompes d'Eustache.
- **P.** Poumons.

Fig. II $\left(\frac{3}{4}\right)$
Appareil génito-urinaire mâle.

- **Re.** Rectum.
- **C.** Cloaque, fendu sur la face ventrale pour montrer le pénis.
- **P.** Pénis.
- **V.** Vessie.
- **R.** Reins.
- **U.** Uretères.
- **T.** Testicules.
- **E.** Épididymes.

ARENICOLA PISCATORUM — L'Arénicole (2/3)

Embranchement des Vers. — Classe des Annélides.
Ordre des Polychètes tubicoles.

L'Arénicole est abondant sur nos côtes, où il vit profondément enfoncé dans le sable des grèves. Le déterrer est une opération pénible pour qui n'est pas rompu à ce genre d'exercice ; aussi le naturaliste trouve-t-il généralement plus pratique de l'acheter aux pêcheurs qui le récoltent pour en faire des amorces.

Une très bonne manière de tuer l'arénicole consiste à l'enfermer dans un flacon, plein d'eau de mer, que l'on bouche avec un tampon de coton peu tassé. On renverse le flacon dans une cuvette contenant de l'eau additionnée d'une petite quantité de formol ; par diffusion lente, le liquide arrive au contact du ver qui tue sans se rétracter.

La dissection macroscopique de l'Arénicole est assez simple. Étudier d'abord les formes extérieures, la trompe, les trois régions du corps, les branchies, les parapodes, etc., puis inciser l'animal, d'une extrémité à l'autre, en suivant la ligne médiane dorsale. Pendant cette opération, les produits sexuels qui bourrent la cavité viscérale s'échappent en épais nuage dont on se débarrasse sans peine par des lavages abondants et répétés. Les lèvres de l'incision sont rabattues de part et d'autre et l'organisation générale apparaît nettement.

L'appareil circulatoire contient du sang rouge : chez bon nombre de sujets il se trouve naturellement injecté, de sorte qu'on peut en prendre une idée exacte, sans autre artifice de préparation. — Dans la région caudale, le tube digestif gorgé de sable, rattaché aux parois du corps par des cloisons multiples, est d'une fragilité désespérante : il est presque impossible de l'isoler sans accrocs. — Les six paires d'organes segmentaires sont partiellement recouvertes par des brides péritonéales qu'il faut détruire pour les mettre complètement en évidence. — Le cordon nerveux, d'aspect moniliforme, est compris entre des faisceaux de muscles longitudinaux. Le collier œsophagien, de grandes dimensions, est difficile à isoler, en raison de ses adhérences avec le tissu musculaire qui l'emprisonne.

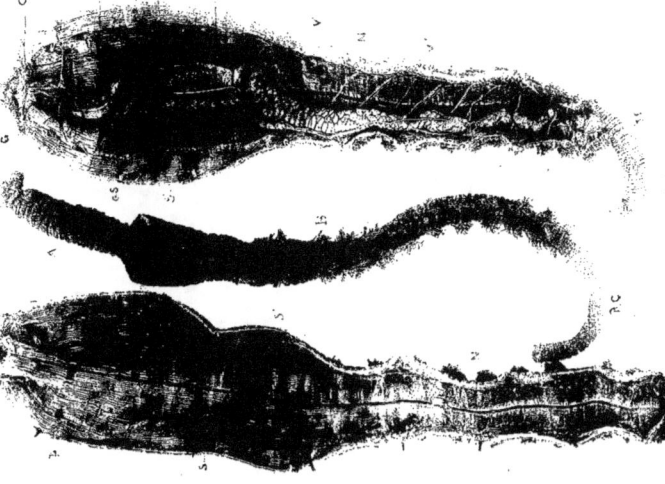

Phototypie Royer-Nancy.

Dr BERNARD. — *Portefeuille des Élèves.*

LÉGENDE

Fig. I.
Formes extérieures.

T. Trompe.
A. Région antérieure ou thoracique. - 6 segments, parapodes.
B. Région branchiale. - 13 segments, parapodes et branchies.
RC. Région caudale. - Nombre de segments variable, sans parapodes ni branchies.

Fig. II.
Ensemble de l'organisation.

C'C''C'''. Les trois cloisons divisant les deux premières régions en quatre chambres.
G. Glandes antérieures.
GS. Glandes en sac.
P. Sacs séligères.
S. Organes segmentaires droits, complètement découverts.
S'. Organes segmentaires gauches, en partie masqués par des lames péritonéales.
N. Cordon nerveux.
VD. Vaisseau dorsal.
VT. Ventricules.
V. Vaisseaux branchiaux efférents des 11 premières paires, aboutissant au vaisseau sous-intestinal.
V'. Vaisseaux branchiaux efférents des sept dernières paires, aboutissant au vaisseau dorsal.

Fig. III.
Cordon nerveux et organes segmentaires.

S. Organes segmentaires gauches mis à nu.
S'. Organes segmentaires droits non découverts.
P. Sacs séligères.
N. Cordon nerveux.

PASSER DOMESTICUS — Le moineau franc ($\frac{1}{1}$)

Embranchement des Vertébrés. — Classe des Oiseaux.
Ordre des Passereaux.

Le plus commun de tous les oiseaux de nos régions. Il présente une organisation à peu près semblable à celle du pigeon, généralement choisi comme type. Nous étudierons les organes *in situ* chez le moineau et isolés chez le pigeon.

Tuer l'oiseau au chloroforme.

DISSECTION. — Vérifier les notions supposées connues sur la disposition du revêtement cutané. Plumer l'oiseau, le coucher sur le dos et le fixer solidement sur la planchette par des épingles plantées dans la mandibule supérieure, la région coccygienne et les membres.

Inciser la peau sur la ligne médiane, depuis le menton jusqu'à deux millimètres en avant de l'orifice cloacal ; la disséquer et la rejeter latéralement. Fendre par une incision parallèle les muscles de l'abdomen ; donner deux coups de ciseaux le long des bords postérieurs du sternum et des dernières côtes pour former des lambeaux triangulaires que l'on rabat sur le côté.

Sectionner les puissants muscles pectoraux au milieu de leur masse, détacher leurs insertions sur le sternum et les côtes, dénuder aussi la fourchette et les os coracoïdes. Couper des deux côtés les côtes, les os coracoïdes et les clavicules et enlever le plastron osseux qui recouvre les organes thoraciques et, en partie, les viscères abdominaux. Pendant cette opération, prendre soin de ne pas déchirer le jabot.

Réséquer les bords flottants du bassin pour ouvrir largement la cavité pelvienne.

Après avoir étudié *in situ* les divers appareils, on pourra les isoler comme ils le sont dans la planche suivante. Malheureusement chez le moineau ils affectent des dimensions si réduites qu'il faut beaucoup de patience pour arriver en s'en former une idée bien exacte.

LÉGENDE (Moineau femelle)

Tr. Trachée.
Oe. Œsophage.
J. Jabot.
G. Gésier.
P. Pancréas.
T. Corps thyroïde.
I. Intestin grêle.
Cœ. Cæcums.
C. Cœur.
P. Poumons.
Ov. Ovaire.
O. Oviducte. (*)

(*) En pendant avec l'oviducte, du côté droit, on aperçoit un diverticule du cloaque, de couleur blanche : c'est le reste du canal génital atrophié de ce côté.

COLUMBA DOMESTICA — Le pigeon ($\frac{2}{3}$)

Embranchement des Vertébrés. — Classe des Oiseaux.

Ordre des Columbidés.

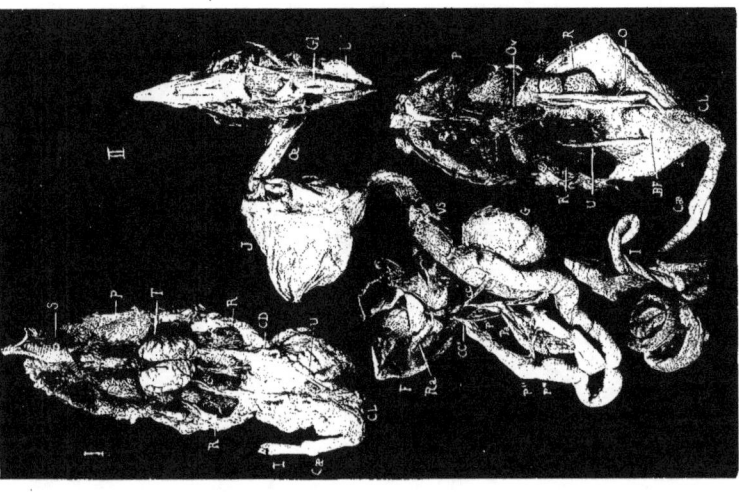

Phototypie Royer-Nancy.

Dr BERTRAND. — *Portefeuille des Élèves.*

Plus facile à préparer que le moineau, aussi commun, mais plus coûteux. Lorsque l'élève ne sera pas arrêté par la question d'argent, il le choisira comme sujet d'étude.

Pour la dissection, se reporter aux indications qui accompagnent la planche traitant de l'anatomie du passer domesticus.

Examiner d'abord les organes *in situ*, puis les isoler comme sur les deux figures ci-contre. Faire sauter la voûte du crâne pour découvrir l'encéphale ; énucléer un œil et en étudier les particularités ; faire une coupe du gésier.

LÉGENDE

FIG. I. — *Pigeon mâle.*

- **S.** Syrinx.
- **P.** Poumons.
- **I.** Intestin grêle.
- **Cœ.** Cæcums intestinaux.
- **CL.** Cloaque.
- **R.** Reins.
- **U.** Uretères.
- **T.** Testicules.
- **CD.** Canaux déférents.

FIG. II. — *Pigeon femelle.* (*)

- **L.** Langue.
- **GL.** Glotte.
- **Œ.** Œsophage.
- **J.** Jabot.
- **VS.** Ventricule succenturié.
- **G.** Gésier.
- **F.** Foie.
- **CC. CG'.** Les deux canaux hépatiques.
- **Ra.** Rate.
- **Pa.** Pancréas.
- **P' P'' P'''** Les trois canaux pancréatiques.
- **I.** Intestin grêle.
- **Cœ.** Cæcums intestinaux.
- **BF.** Bourse de Fabricius.
- **P.** Poumons.
- **R.** Rein droit.
- **R.** Rein gauche.
- **U.** Uretère droit.
- **Ov.** Ovaire.
- **O.** Oviducte parallèle à l'uretère gauche.

(*) La mandibule inférieure a été désarticulée et fortement rabattue en arrière.

CLUPEA HARENGUS — Le hareng ($\frac{2}{3}$)

Embranchement des Vertébrés. — Classe des Poissons.

Sous-classe des Téléostéens. — Ordre des Physostomes.

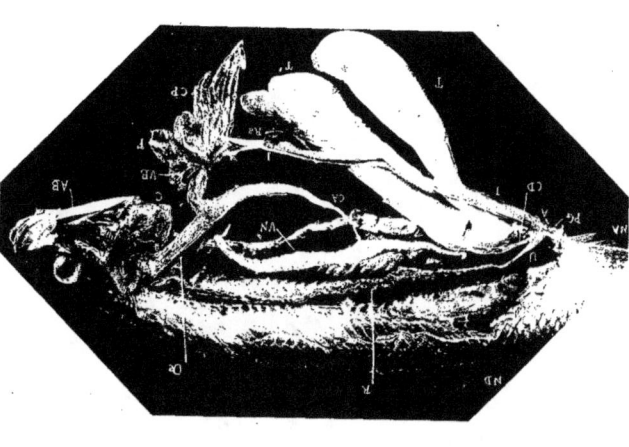

Se trouve sur tous les marchés.

La dissection consécutive des deux sexes n'est pas indispensable, l'appareil mâle et l'appareil femelle ayant une disposition macroscopique à peu près semblable.

DISSECTION. — Incision sur la ligne médiane ventrale depuis la région pharyngienne jusqu'à deux millimètres en avant de l'anus. Soulever toute la paroi latérale du corps et la détacher le long du dos. Coucher l'animal sur le flanc opposé, le fixer dans cette position sur la planchette et écarter les différents organes. Enlever l'opercule du côté ouvert pour mettre à nu le cœur et les arcs branchiaux. La préparation terminée, étudier la disposition de l'appareil hyoïdien ; faire sauter la voûte du crâne pour découvrir l'encéphale ; énucléer un œil et l'inciser pour extraire le cristallin sphérique.

LÉGENDE

- **ND.** Nageoire dorsale.
- **NA.** Nageoire anale.
- **AB.** Arcs branchiaux.
- **Œ.** Œsophage.
- **CA.** Canal aérien.
- **VN.** Vessie natatoire.
- **F.** Foie.
- **VB.** Vésicule biliaire.
- **CP.** Appendices pyloriques.
- **I.** Intestin.
- **Ra.** Rate.
- **A.** Anus.
- **T.** Testicule droit [1].
- **T'.** Testicule gauche.
- **CD.** Canal déférent.
- **R.** Reins, se prolongeant en avant jusque dans la région céphalique.
- **U.** Uretère.
- **PG.** Pore uro-génital situé immédiatement en arrière de l'anus.

1. Les glandes sexuelles, en dehors de la période d'activité, sont infiniment moins volumineuses qu'elles ne le paraissent sur cette figure.

Phototypie Royer-Nancy.

D' BENRAND. — *Portefeuille des Elèves*

ANODONTA CYGNEA — L'anodonte ($\frac{1}{1}$)

Embranchement des Mollusques. — Classe des Lamellibranches.
Ordre des Asiphonés.

TOPOGRAPHIE DE LA RÉGION DORSALE

Pour l'étude des formes extérieures, voir les indications de la planche précédente.

Dissection. — Fixer le mollusque sur le pied en comprimant légèrement celui-ci entre des lingots de plomb d'épaisseur suffisante. Etaler les lobes du manteau que l'on maintient par quelques épingles. Inciser le péricarde et, en arrière, le pli dorsal du manteau pour mettre à nu le rectum.

La préparation reproduite sur la figure de gauche doit être faite avant celles de la planche précédente. Celle de droite, si l'on ne dispose pas de plusieurs sujets, sera réservée pour la fin. Elle consiste à sectionner l'intestin un peu avant son entrée dans le ventricule et un peu après sa sortie et à enlever en bloc le cœur tout entier avec le fragment du tube digestif qui le traverse. On disséque ensuite le feuillet du péricarde qui tapisse les organes de Bojanus sur leur face dorsale.

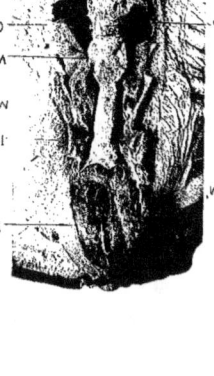

LÉGENDE

A GAUCHE

- **M**. Lobe droit du manteau.
- **M'**. Lobe gauche.
- **F**. Foie.
- **I**. Intestin à sa sortie du foie.
- **R**. Rectum.
- **A**. Anus.
- **V**. Ventricule.
- **O**. Oreillette droite.
- **Bo**. Extrémité postérieure des organes de Bojanus.
- **A'**. Muscle adducteur postérieur des valves de la coquille.
- **B**. Extrémité postérieure des branchies.

A DROITE

- **M**. Lobe droit du manteau.
- **M'**. Lobe gauche.
- **F**. Foie.
- **R**. Rectum.
- **A**. Anus.
- **Bo**. Organes de Bojanus.
- **P**. Plancher du péricarde conservé sur une petite étendue dans la région antérieure.
- **C**. Orifices de communication entre la cavité péricardique et les organes de Bojanus. Ils encadrent l'intestin à sa sortie du foie. Une série a été introduite dans chacun d'eux.
- **A'**. Muscle adducteur postérieur des valves de la coquille.
- **B**. Extrémité postérieure des branchies.

Dr BEHMANN. — *Portefeuille des Élèves.*

CAVIA COBAYA — Le cochon d'Inde ($\frac{1}{2}$)

Embranchement des Vertébrés. — Classe des Mammifères.
Ordre des Rongeurs.

Le cobaye se trouve chez tous les marchands de petits animaux pour laboratoires et amateurs. Il vit et se reproduit avec rapidité dans des caisses ou des cages de construction sommaire. Plus grand et plus facile à disséquer que le rat, dont l'organisation est très analogue, mais plus coûteux. Tuer le cobaye au chloroforme.

DISSECTION. — Incision de la peau sur la ligne médiane ventrale, depuis la lèvre inférieure jusqu'à l'orifice génito-urinaire. Incision parallèle des muscles de l'abdomen et cruciale des mêmes muscles, en longeant les dernières côtes. — Dénuder les os do la cage thoracique ; détacher les insertions sternales et costales du diaphragme. Par section des côtes, enlever un large plastron en avant du thorax pour mettre à nu le contenu de cette cavité. Sectionner aussi les pubis et ischions pour ouvrir largement le bassin. Écarter légèrement les viscères, en étudier la disposition d'ensemble et les rapports. Après cette préparation préliminaire, isoler et étudier séparément chacun des appareils ; ouvrir le crâne pour découvrir l'encéphale.

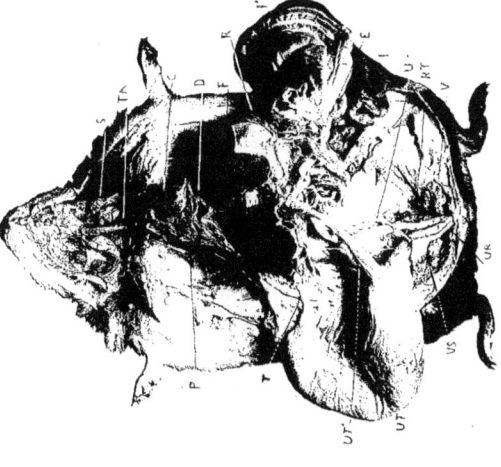

Dr BERNARD. — *Portefeuille des Élèves.*

LÉGENDE (Cobaye femelle).

- **S.** Glandes sous-maxillaires.
- **TA.** Trachée-artère.
- **C.** Cœur.
- **P.** Poumons.
- **D.** Bord antérieur du diaphragme.
- **F.** Foie.
- **R.** Rate appliquée sur la grosse tubérosité de l'estomac.
- **E.** Grand épiploon.
- **I.** Intestin grêle.
- **I'.** Gros intestin.
- **T.** Trompe droite.
- **UT.** Corne droite de l'utérus contenant deux fœtus presque à terme.
- **UT'.** Corne gauche non gravide.
- **V.** Vagin.
- **U.** Uretères contournant le vagin.
- **VS.** Vessie.
- **UR.** Urètre.
- **RT.** Rectum.

DYTISCUS MARGINALIS — Le dytique ($\frac{1}{1}$)

Embranchement des Arthropodes. — Classe des Insectes.
Ordre des Coléoptères.

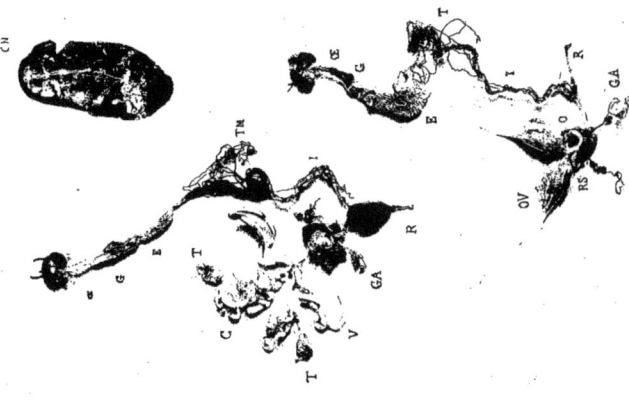

Se trouve dans les ruisseaux et les mares.

Bien que sa vie soit très éphémère, le hanneton est généralement décrit et figuré dans les traités élémentaires comme type des insectes. J'ai choisi le dytique, parce qu'il est facile de se le procurer en toute saison et que ses grandes dimensions en rendent la dissection plus facile.

Les mâles se distinguent extérieurement des femelles à l'élargissement en ventouse des premiers articles des tarses de la première paire de pattes.

DISSECTION. — Tuer l'insecte au chloroforme.

Étudier les formes extérieures, la conformation des membres et la position des stigmates. Désarticuler avec soin les pièces buccales, les élytres et les ailes. Gâcher du plâtre fin, de façon à former une bouillie crémeuse homogène, la couler dans un petit récipient, le tiroir d'une boîte d'allumettes suédoises, par exemple ; enfoncer profondément dans la pâte la face ventrale du dytique, de sorte que la surface dorsale seule affleure. Attendre pour commencer la préparation que la petite boîte ait fait prise. Plonger la petite boîte dans la cuvette : son poids suffit à la maintenir en place ; on pourra cependant la caler avec des épingles.

Inciser latéralement, à droite et à gauche, les téguments sur toute la longueur du dos, en commençant par les métamères abdominaux et finissant par le thorax et la tête. Quand cette opération est conduite avec précaution, on voit en place le vaisseau dorsal après enlèvement des téguments. On s'en débarrasse, on détruit le riche lacis trachéen qui recouvre et englobe les organes. On dégage les viscères avec précaution en étudiant leurs rapports, puis on isole le tube digestif et l'appareil génital en sectionnant en avant l'œsophage et en arrière les deux derniers segments abdominaux qui se détachent facilement du plâtre ; étaler le tout sur la planchette.

Pour voir la chaîne nerveuse, il faut détruire, avec beaucoup d'attention et à petits coups, les masses musculaires qui la recouvrent dans les régions céphalique et thoracique.

LÉGENDE

A GAUCHE : *Dytique mâle.*   A DROITE : *Dytique femelle.*   EN HAUT : *Centres nerveux.*

Oe. Œsophage.
G. Gésier.
E. Estomac glandulaire.
I. Intestin.
TM Tubes de Malpighi.
R. Poche stercorale.
GA. Glandes anales.
T. Testicules.
C. Canaux déférents.
V. Glandes annexes.

Oe. Œsophage.
G. Gésier.
E. Estomac glandulaire.
I. Intestin.
T. Tubes de Malpighi.
R. Poche stercorale.
GA. Glandes anales.
Ov. Ovaires.
O. Oviducte.
RS. Réceptacle séminal.

CN. Chaîne nerveuse.

ASTACUS FLUVIATILIS — L'écrevisse ($\frac{1}{1}$)

*Embranchement des Arthropodes. — Classe des Crustacés.
Ordre des Décapodes.*

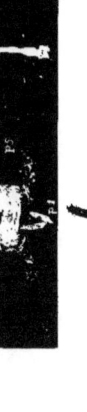
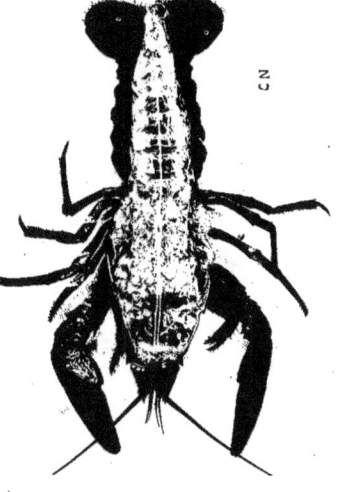

Après avoir étudié les organes *in situ*, conformément aux indications de la planche précédente, on pourra les isoler de la façon que voici :

Enlever le cœur — Sectionner l'œsophage au voisinage de l'estomac, en ménageant le collier nerveux ; sectionner de même l'intestin près de son extrémité anale. Avec le manche du scalpel, dégager les lobes postérieurs du foie que contournent les tubes génitaux. L'appareil digestif peut ainsi être isolé. Inciser l'estomac pour voir les pièces solides qui arment sa surface interne. — Après avoir étudié les organes génitaux qui restent seuls dans la cavité viscérale, on s'en débarrasse pour découvrir la chaîne nerveuse. Dans la région abdominale, il suffit d'écarter les masses musculaires ventrales pour la mettre à nu. Dans le céphalothorax, il est nécessaire de sectionner les apodèmes sternaux qui la recouvrent, comme le ferait la voûte d'un tunnel. — Les différents viscères étant étudiés, sortir l'écrevisse de la cuvette et désarticuler avec soin tous ses membres que l'on rangera en ordre sur une feuille de papier ; on commencera par les dernières pattes abdominales pour finir aux antennes. Étudier en même temps la disposition des branchies.

LÉGENDE

Fig. I. — *Appareil génital femelle.*
Ov. Ovaire.
O. Oviductes.
P.G. Pores génitaux.
P³. 3ᵉ paire de pattes ambulatoires.

Fig. II. — *Appareil génital mâle.*
T. Testicule.
CD. Canaux déférents.
P⁵. 5ᵉ paire de pattes ambulatoires.
P¹. 1ʳᵉ paire de pattes abdominales.

Fig. III. — *Appareil digestif.*
Oe. Œsophage.
E. Estomac.
F. Foie.
Cg. Cæcum.
I. Intestin.

Fig. IV. — *Chaîne nerveuse (CN).*

Dʳ Bertrand. — *Portefeuille des Élèves.*

Phototypie Royer-Nancy.

RANA TEMPORARIA — La grenouille rousse ($\frac{1}{1}$)

Embranchement des Vertébrés. — Classe des Batraciens.
Ordre des Anoures.

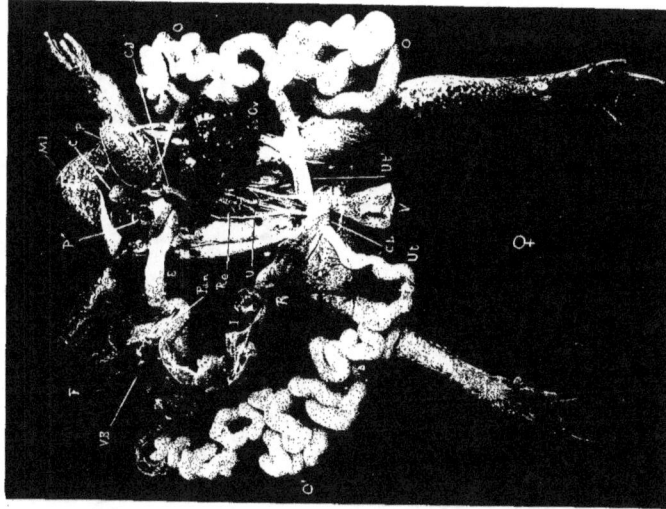

Plus commune en beaucoup de localités que la grenouille verte (*Rana esculenta*).

Les mâles se distinguent extérieurement des femelles à l'excroissance verruqueuse du premier doigt aux membres thoraciques qui sont aussi plus trapus.

Tuer l'animal au chloroforme.

DISSECTION. — Fixer la grenouille sur le dos avec quelques épingles plantées dans les masses musculaires des membres. Fendre la peau, sur la ligne médiane, depuis le menton jusqu'au coccyx. Inciser parallèlement la paroi musculaire de l'abdomen, en prenant garde de ne pas déchirer la vessie qui lui est intimement unie en arrière. Racler les muscles qui recouvrent le sternum et les os de l'épaule ; sectionner de chaque côté, avec de forts ciseaux, la clavicule et l'os coracoïde près de leur extrémité externe ; enlever d'une seule pièce le plastron sternal, pour découvrir le cœur et les poumons. — Désarticuler les deux têtes fémorales ; dénuder les os iliaques, les sectionner et enlever le disque vertical du bassin pour découvrir le cloaque qui s'ouvre au-dessus. — Séparer et étaler les différents organes sur la planchette. — La préparation terminée, désarticuler des deux côtés la mâchoire inférieure et la rabattre fortement en arrière pour découvrir la glotte, profondément située derrière la base de la langue ; introduire dans son orifice un tube effilé et insuffler les poumons pour leur donner tout leur développement. — Faire sauter la voûte du crâne et étudier la disposition des diverses parties de l'encéphale.

LÉGENDE (Grenouille femelle)

MI. Menton.
C Cœur, relevé en avant.
P. Poumon gauche.
E. Poumon droit très rétracté
E. Estomac.
F. Foie.
VB. Vésicule biliaire.
Pan. Pancréas.
Ra. Rate.
I. Intestin grêle.
R. Rectum.
CL. Cloaque.
V. Vessie.
CJ. Extrémité flottante des corps jaunes.
Re. Reins.
U. Uretère.
Ov. Ovaire gauche (Celui de droite a été supprimé pour dégager la préparation).
O. Oviducte gauche dont le pavillon est profondément engagé sous le poumon correspondant.
O' Oviducte droit.
Pa. Son pavillon dégagé et fortement écarté.
Ut. Utérus droit.
Ut. Utérus gauche.

C'est seulement à l'époque du frai que les oviductes ont l'énorme développement qu'on leur voit ici. A d'autres moments, ils sont très réduits et affectent l'aspect de petits tubes sinueux de couleur jaunâtre.

MUS DECUMANUS — Le surmulot ($\frac{2}{3}$)

Embranchement des Vertébrés. — Classe des Mammifères.
Ordre des Rongeurs.

C'est le rat le plus commun aujourd'hui : en France, il a remplacé presque partout le rat vulgaire, *mus rattus*. On se le procure facilement et presque sans frais. La variété albinos s'élève et se reproduit parfaitement en captivité.

DISSECTION. — Pour l'étude des organes *in situ*, on suivra les indications de la planche relative au cobaye. Sur les figures ci-contre ils ont été disséqués et isolés.

LÉGENDE

FIG. I.

- **Oe.** Œsophage.
- **R.** Rate, appliquée sur la grande courbure de l'estomac.
- **D.** Duodénum recevant les canaux excréteurs du foie et du pancréas.
- **F.** Foie.
- **P.** Pancréas.

FIG. IV. — *Organes génito-urinaires femelles conchiés sur le côté.*

- **O.** Ovaire.
- **P.** Pavillon.
- **M.** Corne gauche de l'utérus.
- **M.** Corne droite.
- **V.** Vagin.
- **VL.** Vulve.
- **U.** Terminaison des uretères.
- **VS.** Vessie.
- **UR.** Urètre.
- **R.** Rectum.
- **A.** Anus.
- **G.** Glandes vulvo-vaginales.

FIG. II.

- **I.** Intestin grêle.
- **CO.** Côlon.
- **C.** Cæcum.

FIG. III. — *Organes génito-urinaires mâles.*

- **R.** Reins.
- **U.** Uretères.
- **V.** Vessie.
- **T.** Testicules.
- **E.** Épididymes, d'où naissent les canaux déférents.
- **VS.** Vésicules séminales.
- **P.** Prostate.
- **GC.** Glandes de Cowper.
- **VE.** Verge.
- **G.** Glandes préputiales.

Phototypie Royer-Nancy.

Dr BENSAUDE. — Portefeuille des Élèves.

ASTACUS FLUVIATILIS — L'écrevisse ($\frac{1}{1}$)

Embranchement des Arthropodes. — Classe des Crustacés.

Ordre des Décapodes.

Se trouve sur tous les marchés.

Les mâles se distinguent extérieurement des femelles à la conformation en gouttière et à l'allongement de leurs deux premières paires de pattes abdominales.

Tuer l'écrevisse au chloroforme.

DISSECTION. — Fixer l'animal sur la face ventrale au moyen de quelques épingles plantées dans les membres antérieurs, au niveau des articulations et dans les lobes de la nageoire caudale.

Avec des ciseaux forts, introduits avec précaution, fendre latéralement la carapace à droite et à gauche jusqu'à la base du rostre et, en arrière, tous les arceaux dorsaux jusqu'au telson. Enlever le tégument dorsal ainsi isolé et étudier *in situ* les différents organes.

LÉGENDE

Fig. I. — *Écrevisse mâle.*

- **CE.** Ganglion cérébroïde.
- **GV.** Glandes vertes.
- **E.** Estomac.
- **F.** Foie.
- **C.** Cœur appliqué sur le testicule.
- **G.** Testicule.
- **CD.** Canaux déférents.
- **I.** Intestin.
- **B.** Branchies.

Fig. II. — *Écrevisse femelle.*

- **GV.** Glandes vertes.
- **E.** Estomac.
- **F.** Lobes antérieurs du foie.
- **F'.** Lobes postérieurs embrassés par les oviductes.
- **G.** Ovaire
- **O.** Oviductes.
- **C.** Cœur, appliqué sur l'ovaire.
- **I.** Intestin.

HIRUDO MEDICINALIS — La sangsue ($\frac{1}{1}$)

Embranchement des Vers. — Classe des Annélides.
Ordre des Hirudinées.

Se trouve chez les pharmaciens.

Tuer l'animal par le chloroforme dans un flacon bien bouché. Quelques minutes suffisent.

DISSECTION. — Le tube digestif se prépare beaucoup plus facilement quand il est vide, aussi sera-t-il bon de faire dégorger la sangsue, après asphyxie, en la comprimant légèrement et à plusieurs reprises, d'arrière en avant.

Tendre le ver le plus possible et le fixer sur le ventre par deux épingles plantées dans la ventouse buccale et la ventouse anale. Inciser d'une extrémité à l'autre, le long de la ligne médiane dorsale, en commençant par le milieu du corps et écarter à mesure avec des épingles les lèvres de l'incision. Celle-ci doit être assez profonde pour mettre à nu le vaisseau dorsal, bien reconnaissable à sa couleur rouge : il est immédiatement appliqué sur le tube digestif, blanc quand il est vide, noir quand l'animal n'est pas à jeun. Séparer les uns des autres les cœcums gastriques qui se recouvrent plus ou moins, de façon à saisir nettement l'ensemble de l'appareil. Ceci fait, enlever par lambeaux le tube digestif, de façon à mettre à nu les organes génitaux, les organes segmentaires et le sinus ventral situés au-dessous de lui.

Fendre longitudinalement et sur la ligne médiane la lèvre inférieure pour découvrir les trois mâchoires.

LÉGENDE

Fig. I

- **B.** Ventouse buccale.
- **A.** Ventouse anale.
- **PH.** Pharynx englobé dans une masse grisâtre (glandes salivaires).
- **C.** Cœcums gastriques (9 ou 10 paires).
- **C'.** La dernière paire, très longue, enclavant le rectum R.
- **R.** Rectum.
- **A'.** Anus.
- **S.** Organes segmentaires faisant saillie entre les cœcums.

Fig. II

- Le tube digestif a été enlevé.
- **B.** Ventouse buccale.
- **A.** Ventouse anale.
- **S.** Organes segmentaires, conservés seulement à droite.
- **T.** Testicules (9 paires).
- **D.** Canal déférent.
- **E.** Épididyme.
- **P.** Prostate d'où naît le pénis débouchant sur la face ventrale.
- **F.** Organe femelle débouchant aussi sur la face ventrale.
- **V.** Sinus ventral renfermant la chaîne nerveuse dont on voit les ganglions par transparence.
- **V'.** Vaisseau latéral droit.

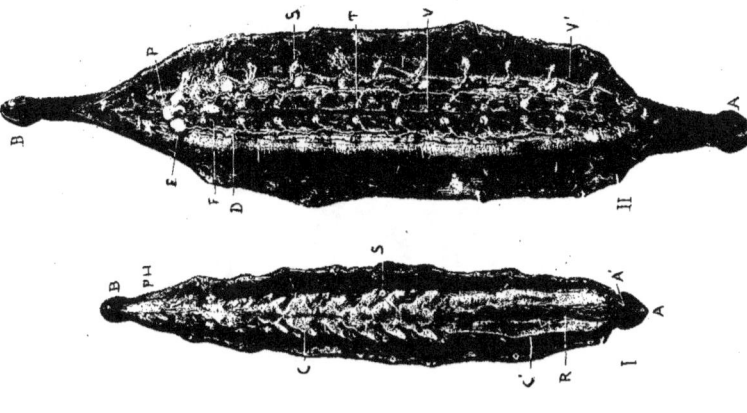

20 Août

www.ingramcontent.com/pod-product-compliance
Lightning Source LLC
LaVergne TN
LVHW020052090426
835510LV00040B/1674